LA
MATERNITÉ LION

DE NICE

POUR

ENFANTS NÉS AVANT TERME OU DÉBILES

PAR

LE DOCTEUR CIAUDO

MÉDECIN-INSPECTEUR POUR LA PROTECTION DES ENFANTS EN BAS AGE

DE LA VILLE DE NICE

DIRECTEUR DU SERVICE DÉPARTEMENTAL DE LA VACCINE

« ....
« Je me félicite vivement d'avoir pu, en pro-
voquant cette décision (subvention de 500 francs
accordée par M. le Ministre de l'Intérieur à la
Maternité Lion) seconder l'Œuvre éminemment
utile et humanitaire que vous avez entreprise. »

H. MONOD
Directeur de l'Assistance et de l'Hygiène publiques.

NICE
IMPRIMERIE ET STÉRÉOTYPIE SPÉCIALE DU " PETIT NIÇOIS "
13, boulevard Dubouchage et 15-17, rue Saint-Michel

1895

LA
MATERNITÉ LION
DE NICE

POUR

ENFANTS NÉS AVANT TERME OU DÉBILES

PAR

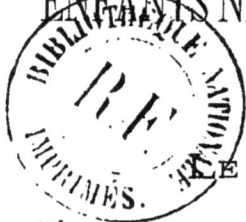

LE Docteur CIAUDO

MÉDECIN-INSPECTEUR POUR LA PROTECTION DES ENFANTS EN BAS AGE

DE LA VILLE DE NICE

DIRECTEUR DU SERVICE DÉPARTEMENTAL DE LA VACCINE

« ....

« Je me félicite vivement d'avoir pu, en pro-
voquant cette décision (subvention de 500 francs
accordée par M. le Ministre de l'Intérieur à la
Maternité Lion) seconder l'Œuvre éminemment
utile et humanitaire que vous avez entreprise. »

H. MONOD
Directeur de l'Assistance et de l'Hygiène publiques.

NICE

IMPRIMERIE ET STÉRÉOTYPIE SPÉCIALES DU " PETIT NIÇOIS "

43, boulevard Dubouchage et 15-17, rue Saint-Michel

1895

A M. LE DOCTEUR DUJARDIN-BEAUMETZ

MEMBRE DE L'ACADÉMIE DE MÉDECINE

Paris.

CHER MAITRE,

Vers la fin du mois d'octobre 1891, une Maternité artificielle était installée à Nice. Elle se composait de quelques couveuses à peine et on ne fit pas tout d'abord grande attention à cet établissement d'un nouveau genre. Mais l'**Œuvre Maternelle des couveuses d'enfants** (c'est ainsi que l'appelait son fondateur et directeur M. A. Lion) patronnée par un comité ayant à sa tête Mme E. Aubaret, une femme d'une grande et noble générosité, fut bientôt l'objet de la bienveillante sollicitude de quelques médecins de notre ville, de l'Autorité gouvernementale et des Corps élus de la ville et du département. Quant à moi, je m'intéressai à cet établissement, d'autant plus que mes fonctions officielles me faisaient un devoir d'exercer sur lui une surveillance constante.

La Maternité A. Lion avait, d'ailleurs, déjà fait ses preuves à Marseille, où elle avait été successivement subventionnée par le Ministère de l'Intérieur, grâce à l'intelligente initiative de M. H. Monod, directeur de l'Assistance et de l'hygiène publiques, par le Conseil général des Bouches-du-Rhône, et par la Ville de Marseille.

Cet établissement ne devait donc pas tarder à être remarqué et à recevoir de précieux encouragements en même temps que d'importantes subventions de la part de la Municipalité de Nice et du Conseil général des Alpes-Maritimes.

Voici les principaux passages du rapport que j'avais l'honneur de présenter à l'Assemblée départementale dans sa séance du 12 avril 1893 :

« Votre Commission des finances s'est dit avec raison
« que si l'Œuvre en question était en très bonne voie et ren-
« dait de réels services, il était du devoir de l'Assemblée
« départementale de prendre en considération la situation
« financière de cet établissement, qui est en déficit consi-
« dérable, et de lui venir en aide autant que ses moyens
« le lui permettent.

« J'ai dit que la Maternité artificielle s'était donné
« mission de soustraire à la mort implacable les enfants
« qui voyaient la lumière avant l'heure en leur rendant la
« chaleur qui leur est nécessaire et en reconstituant pro-
« gressivement leurs forces. On sait que les enfants pré-
« maturés entrent dans la totalité des naissances pour une
« moyenne qui varie de 15 à 30 0/0, et d'autre part, bien
« des enfants ne pèsent, en naissant, que 2 k. 500 à 3 kil.,
« et exigent, par suite, les mêmes soins que les prématurés
« eux-mêmes. Tous ces enfants ont une température infé-
« rieure à 37° et elle baisse de plus en plus, si on n'a pas
« le soin de la maintenir artificiellement à un degré
« suffisant. L'Œuvre reçoit donc le plus tôt possible ces
« frêles créatures, qu'elle place à la température qui leur
« convient et qui leur assurera l'existence.

« En ma qualité de médecin, et plus particulièrement
« encore de médecin-inspecteur pour la protection des
« enfants en bas âge de la ville de Nice, ayant pour ainsi
« dire suivi pas à pas, depuis plusieurs mois, les progrès
« accomplis par les enfants confiés à la Maternité artifi-
« cielle, je suis heureux d'affirmer ici que les résultats
« obtenus sont tout à fait remarquables et bien faits pour

« attirer la bienveillante attention des pouvoirs publics.
« C'est ainsi que sur 73 enfants entrés à la Maternité dans
« des conditions lamentables, 45 ont été conservés à la
« vie, 16 à peine sont décédés (dont 9 ne pesaient pas
« même 1 kilogr.), et 12 sont encore en traitement à ce
« jour et en excellente voie.

« Un de ces derniers dimanches, le 26 mars, le directeur
« ayant invité les parents à porter à l'établissement les
« enfants sortis de la couveuse, j'ai eu l'honneur de passer
« l'inspection de tous ces intéressants bébés, au nombre
« d'une vingtaine, et j'ai eu la satisfaction de constater
« qu'ils étaient tous dans un parfait état de santé.

« Il me serait facile de citer des cas nombreux de
« cyanose, d'œdème et de sclérème, guéris en peu de jours.
« Mais permettez-moi, Messieurs, de citer entre autres le
« bébé du baron Berthaud, habitant Menton, lequel, entré
« le 17 janvier, après 8 mois de gestation, ne pesant que
« 2 kil. 580 gr., ne prenant pas le sein, dans un état de
« faiblesse extrême, avec une température de 35°, est sorti
« de la couveuse le 18 février, avec un poids de 3 kil. 200
« gr. et le baron écrit à M. Lion, à la date du 25 mars
« dernier :

« Le bébé va aussi bien que possible. Il devient énorme,
« et continue à gagner ses 60 grammes par jour. Il pèse
« actuellement 4 kil. 960 gr. »

« L'enfant Imberti Ernestine était confiée à l'Œuvre le
« 11 mars par M. le docteur Guillabert : elle était dans une
« grande faiblesse congénitale, ne prenait pas le sein, avait
« une température de 35° 2/10 et pesait 2 kil. 060 gr.; elle
« sortait le 5 avril en parfaite santé, pesant près de 3 kil.

« Je pourrais citer aussi beaucoup d'enfants nés à 6 mois
« et 6 mois et demi, pesant à leur entrée, de 1 kil. à 1 kil.
« 500 gr. et sortis en parfaite santé.

« Au moment où l'on se préoccupe à juste titre de la
« dépopulation qui nous mine, n'y a-t-il pas là un enseigne-
« ment consolant, et ne faut-il pas encourager autant qu'il
« est en notre pouvoir ceux qui s'efforcent de conserver à la

« patrie des enfants destinés à devenir des hommes, des
« soldats et des mères.

« Ces résultats, Messieurs, ne sont dûs qu'à la perfection
« des appareils employés et aux soins de tous les instants
« prodigués par les nourrices, dont on fait, sous mon
« contrôle, un choix spécial. Avec ses couveuses, où la
« température se règle automatiquement et d'une manière
« invariable, M. Lion peut traiter à la fois un grand nom-
« bre d'enfants et élever ainsi gratuitement, pendant tout
« le temps nécessaire, les enfants de notre département
« nés avant terme, et qui proviennent pour la plupart des
« familles pauvres et laborieuses, précisément les plus
« frappées par le morti-natalité ou la venue avant terme
« du produit de la gestation. Il est matériellement impos-
« sible d'obtenir les mêmes résultats avec les anciens
« systèmes de couveuses dont on a pu constater l'insuffi-
« sance dans tous les services hospitaliers .»

A la récente Exposition de Lyon, le Pavillon des
Couveuses d'enfants a eu beaucoup de succès et M. Lion
encouragé, n'a pas hésité à installer une Maternité au
chef-lieu du Rhône sur le modèle de celle de Nice. Il est à
souhaiter que, par ces temps de dépopulation incessante
et dans un but à la fois humanitaire et patriotique, des
établissements de ce genre soient créés dans le plus bref
délai possible, dans toutes les grandes villes de France.

Quoi qu'il en soit, la Maternité Lion de Nice, patronnée
qu'elle est par un nouveau Comité ayant à sa tête avec
Mme Aubaret, M. le Comte de Cessole, occupe aujourd'hui
une place importante parmi les œuvres de bienfaisance de
notre ville, en raison des services réels et nombreux
qu'elle a rendus et qu'elle continue à rendre.

Ces services, j'ai pu les constater par une étude sérieuse et
non interrompue. J'ai pris, dès lors, à tâche de consigner
mes observations dans un travail spécial que je vous prie
d'agréer, cher Maître, comme un faible témoignage de ma
reconnaissance et de soumettre à la bienveillante attention

de l'Académie de Médecine, heureux si je parviens ainsi à faire connaître tout le parti qu'on peut tirer des **nouvelles couveuses** et à contribuer à la conservation d'un plus grand nombre d'enfants nés avant terme ou débiles.

Veuillez agréer, cher Maître, la nouvelle assurance de mes sentiments affectueux et reconnaissants.

Nice, le 13 décembre 1894.

D^r. CIAUDO.

P.-S. — Lorsqu'il y a quelques semaines à peine, après lui avoir écrit la lettre qu'on vient de lire, j'allais voir mon regretté Maître qui arrivait de Paris, dans sa Villa à Beaulieu, où il m'accueillait avec sa cordialité habituelle, j'étais frappé des ravages que la maladie avait faits sur lui. Mais il y avait encore, dans ce corps débile, tant d'intelligence, tant d'animation et tant de cœur, que je ne pouvais croire que la mort serait venu l'enlever si rapidement.

Hélas ! le mal implacable auquel il avait résisté avec tant d'énergie, le terrassait inopinément, malgré le repos relatif qu'il s'était accordé, malgré la douceur de notre climat et les soins si dévoués dont il était entouré.

La mort du Dr Dujardin-Beaumetz est une grande perte pour le Corps Médical, pour ses malades et pour ses élèves dont il n'était pas seulement le Maître vénéré, mais aussi le Protecteur et l'Ami fidèle.

Nice, le 15 mars 1895.

D^r. CIAUDO.

CHAPITRE Ier

———

Enfants nés avant terme

La fréquence des accouchements avant terme est grande, et rien n'est plus délicat à la fois et plus important que d'élever un enfant né avant terme.

La femme pauvre est exposée à toutes sortes de privations et à des travaux souvent bien pénibles qu'elle soit aux champs, qu'elle soit dans les fabriques. La femme aisée ne cesse pas de se rendre aux soirées, aux théâtres, aux bals : elle ne craindra pas de serrer sa taille outre mesure, habitude fâcheuse s'il en est, bien faite pour provoqner l'accouchement prématuré en gênant le développement de l'enfant.

D'autre part, on ne voit que trop souvent une chute, un choc, une grande joie comme un grand chagrin amener l'interruption de la grossesse. Mais, indépendamment des milieux et des conditions défavorables de la vie, l'alcoolisme et les affections organiques, surtout cardiaques et pulmonaires, sont les causes les plus fréquentes des accouchements prématurés ; mettons cependant au premier rang la syphilis, laquelle, ainsi que l'a si bien montré le professeur Fournier, exerce une influence si néfaste sur la grossesse et l'accouchement et tue un si grand nombre d'enfants. Citons aussi l'accouchement prématuré artificiel qui est, suivant l'expression de M. le professeur Tarnier, la plus belle de toutes les opérations obstétricales qui sau-

ve à la fois et la mère et l'enfant. Ajoutons-y enfin l'inser-
tion vicieuse du placenta et nous comprendrons aisément
que les statistiques nous donnent 25 0/0 d'enfants naissant
avant terme dans les hôpitaux et 15 0/0 en ville. M. le
professeur Tarnier n'a-t-il pas trouvé dans sa clinique à
Paris du 1er novembre 1890 au 1er novembre 1891, 511
enfants nés avant terme sur 1363 naissances, c'est-à-dire
une proportion de 37 0/0?

Avec la plupart des auteurs Osterlin, Miller, Hugenber-
ger de Moscou, Auvard, Tarnier, on doit considérer comme
venu avant terme tout enfant qui, à sa naissance ne pèse
pas plus de 2.500 grammes.

Caractères extérieurs de l'enfant né avant terme

Il est un certain nombre de caractères extérieurs qui
permettent de connaître si l'enfant est né avant terme.

La tête de l'enfant présente les dimensions suivantes :
A 7 mois elle est de 6 cent. 1/2 à 7.
A 7 mois 1/2 elle est de 7 cent. 1/2.
A 8 mois elle est de 8 cent.
A 8 mois 1/2 elle est de 8 cent. 1/2.
A 9 mois (à terme) elle est de 9 cent. à 9 cent. 1/2.

Ajoutons que le crâne est toujours plus arrondi que chez
l'enfant à terme, et que les sutures et les fontanelles sont
très larges, que la suture frontale est appréciable sous
la peau.

La longueur de l'enfant à terme est de 49 à 51 cent.
environ. Lorsqu'il est avant terme, il a toujours moins de
47 cent. de long. On admet en général que dans chacun
des 3 derniers mois l'enfant gagne environ 5 cent.

Le poids est le caractère le plus important pour
apprécier l'âge et le degré de faiblesse de l'enfant.
Au commencement du 6me mois environ 635 gr.
»   »   » 7me »   »   1220 » à 1250 gr.
»   »   » 8me »   »   1600 » à 1700 gr.
A terme le nouveau-né doit peser de 3.000 à 3.500 gr.

La voix des prématurés est très faible avec un timbre

spécial. Leurs poumons se trouvent parfois dans un état atélectasique et sont quelquefois envahis dans leur totalité. L'atélectasie pulmonaire chez les prématurés les prédispose à la pneumonie par la stagnation et la décomposition des mucosités trachéo-bronchiques. De même le muguet des prématurés peut prendre le développement que l'on connaît par suite de la faible vitalité des tissus, la grande sécheresse de la muqueuse buccale et le manque absolu de salive.

Chez les enfants ayant moins de 8 mois on constate la maigreur et la gracilité des formes, le tissu adipeux étant insuffisamment développé. La peau est ridée d'un rose pâle, les poils bien abondants sur les membres, le dos et la face.

Les ongles sont peu développés et n'atteignent jamais l'extrémité des doigts.

L'ombilic se trouve bas, plus rapproché de la symphise pubienne. Il n'existe souvent dans les bourses qu'un seul testicule, celui de gauche ; ils sont dans tous les cas presque toujours appendus en haut et rentrent à la moindre pression dans l'orifice inguinal.

Chez les enfants prématurés la faiblesse de la vitalité est grande, leur organisme n'ayant qu'une très petite résistance.

La surface cutanée de refroidissement étant plus grande chez le prématuré, il subira forcément une plus grande perte de calorique, d'autant plus que la couche graisseuse sous-cutanée, laquelle conduit mal la chaleur, étant peu développée, ne saurait chez le petit enfant empêcher la déperdition de la chaleur.

Il ne faut pas oublier, d'autre part, qu'il y a chez le prématuré insuffisance de respiration et d'oxydation de ses tissus ; rien d'étonnant dès lors à voir tomber sa température jusqu'à 30 degrés et même au-dessous, et moins le terme de l'enfant est avancé, plus la température est inférieure à 37°, température normale qu'il ne pourra atteindre que difficilement et à la longue en maintenant sa température ambiante artificiellement, et d'une façon continue, à un degré suffisant.

Voyons maintenant quelles sont les conditions de vie de l'enfant dans le sein de la mère. La chaleur de l'enfant, y est assez élevée puisqu'elle atteint 38° environ, et de plus elle est constante. D'autre part, il prend et digère sa nourriture sans aucun effort. Mais lorsqu'il est expulsé avant terme, il se trouve brusquement transporté dans une chambre dont la température est inférieure de 15 à 20° à celle qu'il avait dans le sein de sa mère. Ensuite, il faut qu'il se nourrisse lui-même, il faut qu'il tette et qu'il digère son lait. Très souvent on sera obligé de lui verser dans la bouche le lait à la cuillère ou au biberon et la digestion n'en sera que plus difficile. Nous devons donc nous préoccuper plus particulièrement de la température de l'enfant prématuré et chercher à le mettre dans les mêmes conditions où il se trouvait avant la naissance, si nous ne voulons pas qu'il se refroidisse de plus en plus et que la circulation du sang se faisant incomplètement, les pieds, les jambes, les mains et les bras enflent.

Examinons donc les moyens dont nous disposons pour combattre chez le prématuré cette tendance progressive au refroidissement, autrement dit, pour combattre cette hypothermie qui envahit si rapidement cette frêle créature.

Depuis longtemps, et dans tous les pays on a pratiqué l'emmaillotement de l'enfant avec de la ouate en enveloppant les membres, le tronc et même la tête par dessous le bonnet; des cruchons d'eau chaude qu'on renouvelle fréquemment sont placés dans le berceau. On a employé également les bains chauds. les massages, les frictions faites avec des liquides excitants, tels que l'eau-de-vie, le vin aromatique, l'alcoolat de lavande. Mais tous ces moyens étaient évidemment insuffisants parce qu'ils ne faisaient pas connaître la température exacte où était placé l'enfant, et que, d'un autre côté, l'air que respirait l'enfant, n'était pas assez chaud puisqu'il gardait la température de la chambre.

D'ailleurs, la ouate était un moyen spécialement infidèle, et Eros, qui l'a plus particulièrement employé, a fini par déclarer que **c'était là un moyen dans lequel**

on perdait confiance à mesure qu'on l'employait davantage.

Les boules d'eau chaude ne donnent pas également la chaleur à toutes les parties du corps et les frictions, et même les injections sous-cutanées n'ont qu'une action sans durée.

C'est pourquoi, dès 1857, le professeur Denucé, de Bordeaux, faisait fabriquer un berceau qui n'était qu'une baignoire à double paroi dont l'intervalle était rempli d'eau chaude. Crédé, de Leipzig, imaginait en 1864 son berceau incubateur qui n'était également qu'une baignoire à double paroi calquée sur celle de Denucé, dans laquelle l'enfant prenait un bain d'air maintenu chaud par l'eau bouillante qu'on renouvelait successivement dans l'intervalle de la double paroi : Winkel, de Munich, plongea les prématurés dans des bains chauds contenus dans une baignoire construite de telle façon que leur tête émergeait constamment.

C'est en 1880 que la couveuse fut employée pour la première fois à la Maternité de Paris. C'était une boîte dans laquelle on plaçait l'enfant et qui renfermait un air chaud.

Le Dr Auvard modifiait heureusement en 1883, la couveuse de M. le professeur Tarnier et en rendait l'emploi plus facile. C'est de cet appareil qu'il disait : « *Pendant les premières semaines de la vie, la couveuse est le meilleur des berceaux, car tout en assurant une température constante autour du nouveau-né, elle amène au contact de ses voies respiratoires un air constamment renouvelé, grâce à la ventilation même que produit le fonctionnement de l'appareil.*

Cette couveuse se compose d'une *caisse en bois* dont les dimensions intérieures sont : hauteur 0,48, largeur 0.44, longueur 0,62.

Une cloison horizontale incomplète, située à environ 15 cent. de la paroi inférieure, divise l'intérieur de la caisse en 2 parties. Deux ouvertures latérales sont pratiquées dans l'étage inférieur destiné à recevoir les moines, c'est-à-dire les boules d'eau chaude en grés. L'une de ces ouvertures occupant toute la longueur de la paroi et formée par un volet plein, mobile sur coulisse, sert à l'introduction des cruchons ; l'autre obturée par une porte incomplète permet le passage d'une certaine quantité d'air presque toujours insuffisante.

L'étage supérieur garni de coussins est aménagé pour recevoir l'enfant ; un couvercle vitré le couvre complètement ; on l'enlève au moyen de deux boutons. A la partie supérieure se trouve l'orifice de sortie de l'air (de 0,10 cent. de haut et de 0,036 mm. de diamètre intérieur) ; un tube en verre garni d'une hélice le surmonte.

Dans l'ouverture qui fait communiquer les deux compartiments on place une éponge imbibée d'eau à l'effet d'humidifier l'air ainsi qu'un thermomètre qui marquera la température de l'appareil.

Pour maintenir la température qu'on désire, on doit, toutes les deux heures environ, aussi bien en été qu'en hiver, changer l'eau de la boule la moins chaude et la remplir à nouveau d'eau bouillante.

Il faut donc avoir sans cesse sous la main de l'eau chaude ; il s'ensuit que la surveillance devient difficile, et que si la garde s'oublie, la température baissera.

Supposons même que le renouvellement des cruchons se fasse constamment, de la façon la plus régulière, un écart plus ou moins sensible sera toujours possible quoi qu'on fasse, dans le degré de la température et cela au grand détriment de l'enfant, **l'aération de l'appareil devenant alors bien insuffisante en cas d'abaissement.**

Auvard remplaça plus tard les cruchons par un réservoir fixe de dix litres dans lequel on versait d'abord 5 litres d'eau bouillante, puis 3 litres toutes les quatre heures et l'on maintenait ainsi une température de 30° environ. Le Dr Diffre, de Montpellier, apportait en 1890 deux modifications à la couveuse Tarnier ; l'une ayant trait au chauffage et l'autre ayant trait au lavage antiseptique de l'appareil rendu plus simple. Les cruchons en grés sont ici remplacés par quatre caisses métalliques remplies d'eau chaude ressemblant aux bouillottes des chemins de fer. Les bouillottes sont placées dans deux compartiments superposés fermés eux-mêmes de toutes parts sauf à leurs parois antérieures par où l'on introduit les bouillottes à la façon d'un tiroir. On a donc par cette disposition trois couloirs superposés dans lesquels l'air arrivant par une ouverture pratiquée au bas de la couveuse, s'échauffe en léchant les parois des compartiments que les bouillottes chauffent elles-mêmes par leur contact.

On empêchait ainsi l'introduction de l'air froid dans la chambre où se trouve l'enfant, inconvénient inévitable avec l'appareil Tarnier-Auvard.

Les couveuses en verre fonctionnant d'après les mêmes principes, offrent les mêmes inconvénients.

Ces modifications, quelles qu'elles soient, sont loin d'assurer la fixité absolue de la température de la couveuse et, partant, son aération, de rendre facile la surveillance de l'appareil, de permettre sa désinfection complète quand un enfant a succombé, ou lorsqu'il a été atteint pendant son séjour dans la couveuse d'une maladie infectieuse.

Ces desiderata la COUVEUSE LION en métal les supprime aujourd'hui en réglant sa température et son aération elle-même automatiquement ; en mettant en branle une sonnerie électrique toutes les fois que la température augmente ou diminue de 1°, de 1/2° même (ce qui est exceptionnel), en dispensant, pour ainsi dire, de toute surveillance, et en permettant la désinfection complète par l'étuve à vapeur sous pression de 120°.

Cette couveuse adoptée et patronnée d'abord par les médecins et les corps électifs de la ville de Marseille, l'est déjà aujourd'hui également par les médecins et les corps Constitués de la ville de Nice, par les Facultés de médecine de Montpellier et de Lyon, et, il y a un an à peine, l'éminent professeur de Clinique obstétricale de la Faculté de

Médecine de Paris, M. Pinard, après de nombreuses expériences faites dans son service à la Maternité et à la Clinique Baudelocque, lui donnait sa sanction en la présentant à l'Académie.

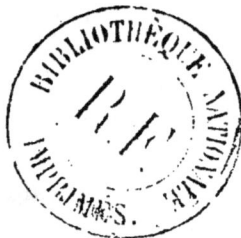

CHAPITRE II

La Couveuse Lion

EN MÉTAL ET A RÉGULATEUR AUTOMATIQUE DE LA TEMPÉRATURE

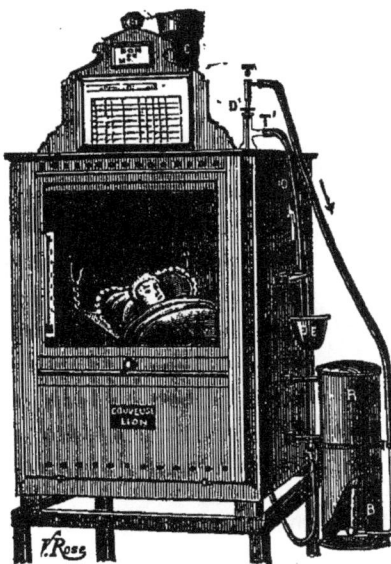

Fig. 1

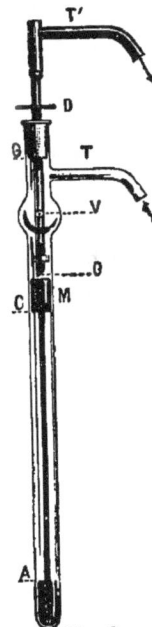

Fig. 2

§. 1. — Description de l'appareil

LA COUVEUSE LION se compose d'un parallélipi-
pède **en métal (tôle galvanisée, étamée ou nicke-**

lée), monté sur quatre pieds en fer (fig. 1). Sa hauteur est de 0m70, sa base carrée de 0m55 de côté. Elle résiste à la désinfection par l'étuve à vapeur sous pression à 120° et même à des températures plus élevées.

La face est munie d'une porte double ou d'un châssis vitré, qui coulisse dans les rainures, où il est maintenu à la hauteur que l'on désire lui donner par des ressorts antagonistes.

Quarante trous, de 0m 15 de diamètre, percés dans la base de l'appareil, assurent la ventilation, le sommet est également muni d'une cheminée d'appel de 0m 30 de hauteur, sur 0m 10 de diamètre. Ces dispositions permettent de faire arriver directement à la base de la couveuse l'air extérieur. Ce qui constitue un grand avantage pour les installations dans les salles où l'air se trouve confiné.

Le fond de la couveuse, coulissé, s'enlève comme le plancher d'une cage d'oiseau.

Le chauffage se fait au moyen d'une circulation d'eau chaude. Un serpentin en cuivre étamé de 0m 10 de diamètre s'enroule à la partie inférieure de l'appareil. Il prend son point de départ dans un réservoir R, fixé sur la droite de l'appareil. Le réservoir est chauffé au gaz d'éclairage, par un bec "Bunsen".

On emplit par l'entonnoir E, qui sert de niveau supérieur. Le réservoir contient 12 litres ; l'évaporation répond à quelques centilitres par semaine, lorsque l'appareil est en marche normale.

L'enfant est placé au milieu de la couveuse sur un hamac en toile métallique galvanisée; il est isolé de tous points. Un thermomètre ordinaire, placé près de la tête, permet de contrôler la marche de l'appareil.

Voilà pour le chauffage, mais il restait à unifier, à rendre constante la température de la couveuse. L'inventeur y est arrivé par l'emploi d'un régulateur à mercure,

Le régulateur (fig. 2) est fondé sur le principe du thermomètre à air. Les variations de la température modifient la section d'écoulement du gaz, qui sert de combustible.

Le régulateur part d'un orifice percé dans la partie supérieure de la couveuse. Il comporte une chambre à gaz supérieure G M. et une chambre à air inférieur A C. Ces deux chambres sont séparées par une cloison horizontale, se prolongeant verticalement à son centre par un tube de 0m 002 de diamètre qui descend dans la chambre inférieure jusqu'à 0m 002 du fond.

La chambre supérieure reçoit une tubulure T, pour l'adduction du gaz. Cette chambre est fermée à sa partie supérieure par un bouchon que traverse le tube de sortie du gaz. Ce tube muni d'un disque, est fileté dans la partie qui passe au travers du bouchon. Son extrémité inférieure O est ouverte par une section oblique formant biseau ; son extrémité supérieure se branche sur un tube T' qui rejoint le brûleur.

L'air contenu dans la chambre inférieure du régulateur est emprisonné entre deux masses de mercure, en C et en A. Cet air en se contractant ou en se dilatant selon les variations de la température, remonte ou abaisse la masse supérieure du mercure.

Lorsque celle-ci monte, elle obture plus ou moins l'ouverture oblique, le biseau O du tube d'adduction du gaz. On agit également sur ce tube, au moyen du disque D. En tournant de gauche à droite, on élève le tube et on agrandit l'orifice O. Par conséquent, le gaz passe en quantité plus considérable et la chaleur du foyer augmente. La manœuvre inverse détermine un effet contraire.

Un très petit orifice placé sur le tube de sortie du gaz, à quelques centimètres au-dessus du niveau du mercure, permet à une très faible quantité de gaz d'aller directement de la prise au brûleur. Celui-ci, quoi qu'il arrive, est donc maintenu en veilleuse. Cette précaution obvie aux extinctions qui pourraient se produire, si une secousse violente imprimée à l'appareil, ou une élévation trop brusque de la température de l'air ambiant déterminait l'obstruction complète de l'orifice en biseau.

Nous avons donc là affaire à un appareil parfait et qui rendra certainement de grands services. Il présente l'immense avantage de supprimer les boules d'eau chaude avec lesquelles on n'arrivait jamais à obtenir dans une couveuse une température absolument constante, malgré toute la surveillance dont elle pouvait être l'objet.

§. 2. — Avertisseur électrique

Dans les grandes installations, et quand la demande en est faite, les couveuses sont munies d'un avertisseur électrique.

L'expérience a démontré que cette addition n'est pas indispensable au bon fonctionnement de l'appareil et qu'elle ne constitue qu'un surcroît de précautions.

La température est toujours invariable et la sécurité est absolue avec ou sans avertisseur.

Description : Le système se compose : 1° d'un thermomètre métallique placé dans l'intérieur de la couveuse; 2° d'une sonnerie et d'une pile sèche fixées ensemble sur une planchette et reliées directement au thermomètre par deux boutons qui traversent la paroi de la couveuse. *A l'arrivée de l'appareil, on n'a qu'à accrocher le thermomètre et la planchette portant la pile et la sonnerie, aux deux boutons qui traversent la paroi gauche de la couveurse et le fonctionnement est établi aussitôt.*

Les variations de température sont transmises par une plaque métallique à une aiguille mobile. Cette aiguille indicatrice se meut entre deux commutateurs qu'on peut fixer aussi près que l'on veut l'un de l'autre ; de sorte que la moindre variation de température en plus ou en moins produit le contact, ferme le courant électrique et actionne la sonnerie d'alarme.

Un interrupteur permet d'arrêter la sonnerie aussitôt qu'elle se fait entendre, sans toucher au thermomètre et cela pour éviter l'usure des piles.

§ 3. — Réglage de l'appareil

La couveuse doit être placée sur son support et de préférence dans un endroit à l'abri des courants d'air.

A l'arrivée de l'appareil, le régulateur à mercure est vide. On verse par sa tubulure supérieure 10 à 15 centimètres cubes de mercure (celui-ci se trouve dans un petit flacon qui accompagne la couveuse). La partie inferieure du régulateur en contient 0 m. 02 environ, la partie supérieure autant et le tube qui les réunit est plein. *Si des bulles d'air s'emprisonnaient dans l'appareil, des secousses données dans le sens vertical, les en chasseraient.* C'est l'air emprisonné par le mercure dans le réservoir inférieur, qui, en se dilatant ou en se contractant sous l'influence de la température, obture ou découvre plus ou moins l'orifice d'entrée du gaz et en règle le débit tout à fait automatiquement.

On remplit d'eau le thermo-siphon (d'eau chaude si l'on est pressé) et on allume le gaz au brûleur. *(Il faut avoir soin de présenter la flamme au-dessus du brûleur avant l'arrivée du gaz).* En quelques minutes la température primitive de la couveuse sera élevée de 10 à 15 degrés. Dès lors on diminuera la flamme ou on l'augmentera en agissant sur le disque pour atteindre le degré désiré. On laisse alors le régulateur à ce niveau. A partir de ce moment il fonctionnera automatiquement.

Pour une température donnée, le niveau du mercure est invariable, de même aussi la portion découverte de l'ouverture elliptique du tube métallique plongeant dans ce mercure. Par suite, la même quantité de gaz arrivera dans le même temps au brûleur, la flamme constamment égale maintiendra à une température à peu près fixe l'eau du thermo-siphon ; celle-ci, à son tour, cèdera par rayonnement une chaleur toujours égale à celle demandée ; d'où température régulière et constante à l'intérieur de la couveuse.

Si maintenant, pour une cause quelconque, la température intérieure augmentait ou diminuait, le niveau du mercure s'élèverait ou s'abaisserait dans le régulateur, rétrécissant ou agrandissant l'orifice d'entrée du gaz et une plus petite ou plus grande quantité de gaz arriverait au brûleur. Donc, flamme moindre ou plus forte et tendance à ramener promptement la température intérieure au degré fixé primitivement.

N.-B. — Le régulateur doit toujours être maintenu dans une position verticale. Une inclinaison de 30° déplacerait la colonne de mercure en faisant descendre ce dernier dans la chambre inférieure.

Si ce cas se produisait, il suffirait de retirer tout le mercure par aspiration et de l'introduire de nouveau dans le régulateur par la tubulure supérieure. Cette opération est d'une extrême simplicité.

Avoir soin de réduire à son minimum la pression du gaz en fermant presque complètement le robinet d'adduction.

Réglage de l'appareil avertisseur

Sous l'influence de la chaleur croissante, l'aiguille du thermomètre métallique se déplace et marque sur le cadran à peu près le même degré que le thermomètre à mercure.

(Par l'excentrique placé au-dessous du cadran on peut déplacer le 0 du thermomètre à 10° et 20° même au dessous ou au dessus pour les températures extrêmes. On n'a alors qu'à tenir compte de la différence établie).

On amène à l'aide de la vis de leur pivot les aiguilles commutateurs, l'une à gauche, l'autre à droite aussi près que l'on veut de l'aiguille médiane qui seule se déplace sous l'influence des variations thermiques. Un degré en plus ou un degré en moins sont des limites convenables.

Si le régulateur est bien au point voulu, jamais la sonnerie d'alarme ne se fera entendre.

§. 4. — Couveuse Lion

Régulateur automatique de la température pour tous modes de chauffage : **Pétrole, gaz, essences diverses, foyer électrique, etc.**

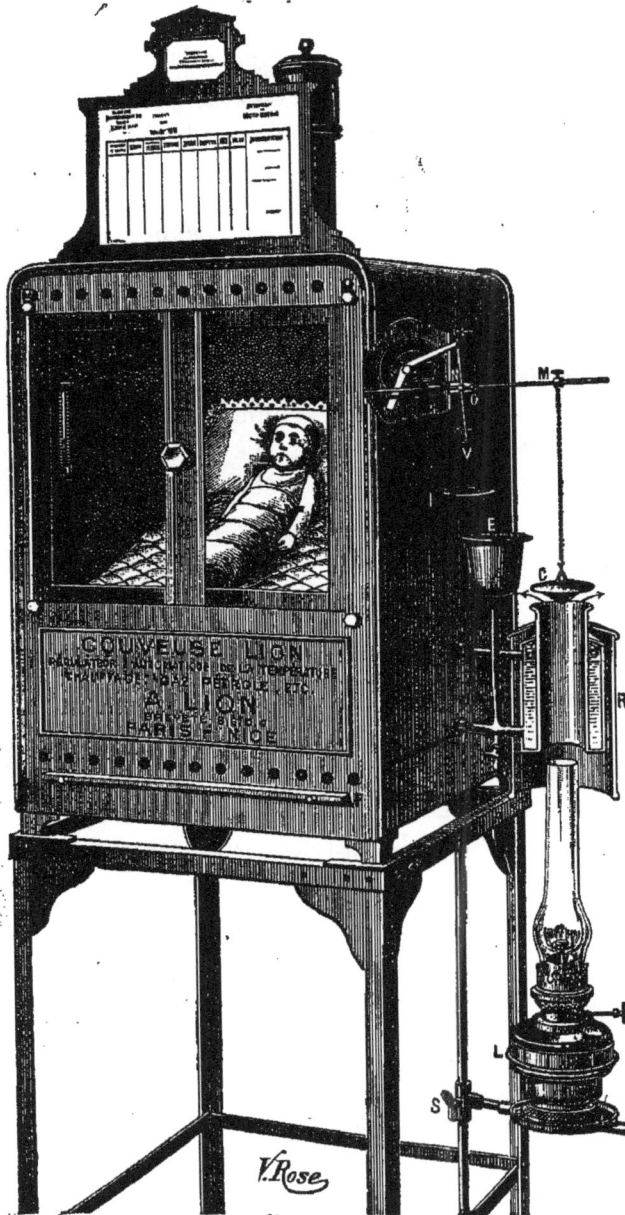

Fig. 3

Le chauffage par le gaz ne pouvant être employé partout, soit à la ville, soit à la campagne, M. Lion a mis en service un système de couveuse où la température est réglée d'une façon parfaite par des appareils très simples.

Cette couveuse peut être chauffée indifféremment soit par le pétrole, soit par le gaz, soit par tous autres combustibles.

La forme de l'appareil est toujours la même. Un thermomètre régulateur transmet à un levier les mouvements de la température et augmente ou diminue, suivant les besoins, la force du courant de chaleur.

Le réglage de la température est donc là encore assuré automatiquement et d'une façon parfaite.

1° Description de l'appareil (Fig. 3)

Le récipient d'eau R est traversé dans toute sa hauteur par un canal de 0 m. 08 de diamètre environ.

Le foyer de chaleur L est placé à quelques centimètres au-dessous du récipient d'eau et dans le prolongement du canal de façon à donner une issue directe au courant calorifique au moment où le cône obturateur s'élève.

T. — Thermomètre métallique.

S. — Support à coulisse permettant à la lampe ou au foyer de chaleur tous les mouvements dans le sens vertical et dans le sens horizontal.

C. — Cône obturateur suspendu par une chaînette ou par un fil à l'extrémité du levier P N O M. Ce cône ferme ou ouvre le canal et augmente ou diminue l'action du courant de chaleur sur les parois intérieures et extérieures du récipient d'eau.

O. — Axe du levier P N O M.

N O. — Petit bras du levier.

O M. · Grand bras du levier.

N. — Point du petit bras sur lequel agit le thermomètre par la vis de réglage V.

P. — Contre-poids.

V. — Vis de réglage de la température permettant aussi

de conserver au levier la position horizontale à n'importe quelle température.

M. — Petit crochet soutenant le cône.

L. — Lampe à pétrole, à gaz, à alcool ou essences diverses, foyer électrique, etc., de tous modèles et de toutes formes.

2° **Fonctionnement**

1° Le cône C étant baissé et fermant complètement l'ouverture supérieure du canal intérieur, le foyer L chauffe toutes les parois intérieures et extérieures du récipient d'eau. D'où, élévation de la température.

2° Au fur et à mesure que la température s'élève dans la couveuse, le disque monte et donne passage à la quantité de chaleur qui serait en excédent pour le degré fixé.— D'où abaissement de la température.

Par la vis de réglage V, on élève la température en baissant le cône.

On la diminue par le mouvement inverse.

CHAPITRE III

TABLEAU STATISTIQUE *des prématurés élevés à la Maternité A. Lion de Nice, du 20 Octobre 1891 au 6 Décembre 1894*

Numéros d'Ordre	NOMS	ENTRÉE				SORTIE					
		DATE	GESTATION	POIDS	ÉTAT A L'ENTRÉE	DATE	POIDS	vivants	décédés	présents	ÉTAT A LA SORTIE
		1891									
1	B···	29 Octobre	8 mois	2ᵏ 375	Faiblesse congénitale.	29 Novembre	3ᵏ 250	1			Santé parfaite.
2	B··· M···	5 Novembre	6 m. 1/2	1 953	» »	20 Janvier	3 350	1			»
3	V···	11 Décembre	6 m. 1/2	1 850	» » sclérème.	2 »	1 700			1	Décédé.
4	B···	15 »	6 m. 1/2	1 650	» » cyanose.	25 Décembre			1		»
5	L···	29 »	9 mois	2 460	Athrepsie.	20 Janvier	2 725	1			Bonne santé.
6	L···	30 »	7 mois	2 340	Faiblesse congénitale.	28 Février	3 688	1			Santé parfaite.
7	G··· M···	29 »	6 mois	1 350	» cyanose.	10 Mars	1 828	1			Bonne santé.
8	G···	31 »	7 m. 1/2	2 360	» congénitale. Cyanose.	20 Février	3 527	1			Santé parfaite.
		1892									
9	R··· J···	20 Janvier	7 m. 1/2	1 873	Œdème généralisé, T. R. 33° 4/10.	22 Mars	2 833	1			»
10	G···	30 »	7 mois	1 956	Sclérème, T. R. 31° 3/10.	3 »	2 155	1			Bonne voie.
11	O···	8 Février	8 mois	2 125	Mort apparente, T. R. 33° 4/10.	15 »	2 685	1			Santé parfaite.
12	R··· C···	25 »	8 mois	2 125	Sclérème généralisé, T. R. 33° 2/10.	9 Avril	3 070	1			»
13	C···	25 »	7 mois	1 685	Œdème congénital, T. R. 34° 1/10.	26 »	3 125	1			»
14	C···	14 Mars	8 mois	2 415	» extrémités, T. R. 35° 2/10.	12 »	3 055	1			»
15	D···	17 »	6 mois	0 960	Cyanose.	17 Mars				1	Décédé (Cyanose).
16	T···	18 »	6 m. 1/2	1 127	Hydrocéphalie.	18 »				1	» (Hydrocéphalie).
17	M···	20 »	6 mois	0 925	T. R. 32° 3/10.	23 »		1			Rendu aux parents.
18	T···	27 »	8 mois	2 157	Erythème, T. R. 35° 6/10.	1ᵉʳ Avril	2 198	1			Entré á la Charité.
19	M···	30 »	6 mois	0 954	Cyanose, T. R. 31° 7/10.	10 »				1	Décédé (Cyanose).
20	M···	6 Avril	6 m. 1/2	1 050	Extrême faiblesse, T. R. 34° 1/10.	12 Mai	1 550	1			Santé satisfaisante.
21	C···	25 »	7 mois	1 450	Cyanose.	24 »	2 070	1			» parfaite.
22	B···	5 Mai	8 mois	1 050	Œdème généralisé, T. R. 34° 2/10.	30 »	2 527	1			»
23	R···	6 »	8 mois	1 850	Sclérème » T. R. 32° 2/10.	10 »				1	Décédé(Sclérème généralisé)
24	V···	14 »	7 m. 1/2	1 870	Assez bon état.	5 Juin	2 376	1			Santé parfaite.
25	M···	16 »	6 mois	0 870	Cyanose.	16 Mai				1	Décédé (Cyanose).
26	G···	24 »	7 mois	1 650	Œdème généralisé, T. R. 34° 7/10.	20 Juin	2 008	1			Santé parfaite.
27	R···	16 Juin	8 mois	1 855	» extrémités.	16 Juillet	2 575	1			»
28	T···	20 »	6 m. 1/2	1 635	Grande faiblesse.	12 Septembre	3 040	1			»

Numéros d'Ordre	NOMS	ENTRÉE				SORTIE					
		DATE	GESTATION	POIDS	ÉTAT A L'ENTRÉE	DATE	POIDS	VIVANTS	DÉCÉDÉS	PRÉSENTS	ÉTAT A LA SORTIE
		1892									
29	G········	4 Juillet	6 mois	0 800	Cyanose.	6 Juillet				1	Décédé (Convulsions).
30	D········	14 »	7 m. 1/2	1 725	Œdème des pieds, ictère.	25 Août	2 985	1			Santé parfaite.
31	S··· V·····	16 »	8 mois	2 225	Faiblesse congénitale (jumeaux	7 »	2 705	1			»
32	S··· R·····	16 »	8 mois	1 985	» » (	7 »	2 556	1			»
33	D········	27 »	6 mois	0 870	Cyanose.	29 Juillet				1	Décédé (Cyanose).
34	P········	31 »	6 mois	0 955	»	1er Août				1	»
35	F········	23 Août	7 m. 1/2	1 669	Faiblesse congénitale.	15 Octobre	3 365	1			Santé parfaite.
36	G········	30 »	7 mois	1 685	Cyanose.	30 Août				1	Décédé (Cyanose).
37	C········	20 Septembre	8 mois	1 875	Ictère Athrepsie (1er degré).	4 Novembre	2 4 9			1	» (Hydrocéphalie).
38	G········	20 Octobre	7 m. 1/2	2 240	Œd. gén., Eryth. T. R. 38° 7/10.	1er Décembre	2 975	1			Santé parfaite.
39	A········	7 Novembre	8 mois	2 295	» » T. R. 34° 6/10.	9 »	3 195	1			»
40	B········	9 »	7 m. 1/2	1 950	Athrepsie (1er degré), T. R. 34° 9/10.	19 Janvier	3 150	1			»
41	B········	14 »	6 m. 1/2	1 425	Faiblesse extrême, T. R. 33° 2/10.	27 »	2 870	1			»
42	S········	14 »	6 m. 1/2	1 720	Œdème Ict., T. R. 34° 8/10.	4 Février	3 210	1			»
43	G········	25 »	6 m. 1/2	1 547	Cyanose, c. ent. noir, T. R. 32° 3/10.	16 »	3 040	1			»
44	R········	4 Décembre	6 mois	1 805	Œdème congénital, hydrocéphalie.	9 Décembre	1 370			1	Décédé (Hydrocéphalie).
45	R········	9 »	8 mois	2 710	» généralisé.	30 »	3 053	1			Santé parfaite.
46	M········	30 »	8 mois	2 125	» » T. R. 38° 5/10.	25 Janvier	2 508	1			»
		1893									
47	V········	3 Janvier	7 m. 1/2	1 780	Œdème congénital 34 4/10.	9 Février	2 595	1			»
48	M········	15 »	7 mois	1 960	Extrême faiblesse, T. R. 34° 3/10.	21 Mars	3 375	1			»
49	M··· B·····	17 »	8 mois	2 580	Gr. faib. ne p.p.le sein.T.R.35°1/10.	18 Février	3 200	1			»
50	G··· J·····	17 »	7 m. 1/2	1 895	Sclérème Intertrigo. T. R. 32° 1/10.	29 Mars	3 720	1			»
51	G··· L·····	17 »	7 m. 1/2	2 127	» » T. R. 38° 3/10.	3 »	3 620	1			Santé parfaite,
52	O········	20 »	7 m. 1/2	2 296	Athrepsie (1er degré).	3 Mars	3 015	1			Bonne voie.
53	D··· J·····	24 »	8 m. 1/2	1 935	Ext. faib. T. R. 31° 6/10.	1 »	1 640	1			Santé parfaite.
54	D········	25 »	7 m. 1/2	1 903	Cyanose, œdème des extrémités.	5 Mars	2 610	1			Santé parfaite.
55	P········	6 Février	7 mois	1 800	Faiblesse extrême, T. R. 34° 3/10.	28 Février	1 705			1	Déc. déb. congén. convuls.
56	S········	7 »	6 m. 1/2	1 275	Œd. gén., mort ap. T. R. 35° 2/10.	7 Février	1 275			1	»
57	M········	9 »	7 mois	2 670	Œdème congénital, T. R. 35° 2/10.	23 »	2 790	1			Santé parfaite.
58	Z········	9 Mars	7 mois	1 670	Œd. gén.	25 Avril	2 430	1			»
59	P··· R·····	10 »	7 mois	2 360	Sclér. gén., mort ap., T. R. 29° 6/10.	10 Mars				1	Décédé (Sclérèm. convuls.)
60	I········	11 »	8 m. 1/2	2 060	Grande faiblesse congénitale.	4 Avril	2 820	1			Santé parfaite.
61	S········	16 »	8 mois	2 680	Œdème généralisé. Intertrigo.	6 »	2 989	1			»

Numéros d'Ordre	NOMS	ENTRÉE				SORTIES					
		DATE	GESTATION	POIDS	ÉTAT A L'ENTRÉE	DATE	POIDS	VIVANTS	DÉCÉDÉS	PRÉSENTS	ÉTAT A LA SORTIE
62	C···........	18 Mars	8 mois	2 765	Œd.lég.aux mains.Sclér.aux jamb.	24 Mars	2 780	1			Rendu aux par. Ophtalmie.
63	M···........	20 »	7 mois	1 620	Faiblesse congénitale, T.R.33°7/10.	6 Mai	2 865	1			Santé parfaite.
64	P···........	24 »	7 mois	1 715	Grande faibl. congén., T.R.34°2/10.	23 »	3 115	1			»
65	E···........	29 »	7 mois	1 580	Œdème, T.R. 33° 8/10.	15 Avril	1 467		1		Décédé. Ictère conv.
66	E···........	30 »	7 mois	1 410	Grande faiblesse, T.R. 34 3/10.	12 Mai	2 130	1			Santé parfaite.
67	A···........	30 »	8 mois	1 940	Léger œdème, T.R. 34° 4/10.	2 »	2 475	1			»
68	B···........	3 Avril	7 mois	1 680	Cyanose, T.R. 32° 1/10.	11 Avril	1 640	1			Rendu aux parents.
69	A···........	3 »	8 mois	2 120	Faiblesse congénit. T.R. 35° 2/10.	25 »	2 515	1			Santé parfaite.
70	B···........	7 »	8 mois	2 270	Cyanose, œdème congénit. 33°3/10.	10 Mai	2 885	1			»
71	R···........	10 »	7 mois	2 050	Grande faibl. congénit. 34° 4/10.	28 »	2 920			1	Décédée Diarrhée.
72	E···........	11 »	6 mois	1 280	Faiblesse congénitale extrême, 32°.	12 Juillet	1 650		1		» Diarrhée.
73	B···........	11 »	6 m. 1/2	1 160	Faiblesse extrême, 33° 2/10.	24 Juin	2 705	1			Santé parfaite.
74	P···........	14 »	7 mois	2 050	Athrepsie 1er deg. T.R. 34° 7/10.	10 Mai	2 450	1			Santé parfaite.
75	P···........	19 »	6 m. 1/2	1 820	Grande faiblesse, T.R. 34° 5/10.	9 Juillet	3 165	1			»
76	J···........	22 »	7 m. 1/2	1 860	Œdème des extrémit. T.R. 33°2/10.	30 Avril	1 930	1			Bonne santé.
77	M···........	27 »	6 m. 3/4	2 245	« T.R. 31° 6/10.	20 Mai	2 590	1			Bonne santé.
78	B···........	29 »	8 mois	1 740	Cyanose Atélect.pulm.T.R.32°8/10.	30 Avril				1	Décédée.
79	L···........	1er Mai	8 mois	1 725	Grande faiblesse, T.R. 34 5/10.	14 Mai	1 400			1	Décédé (Convulsions).
80	B···........	6 »	8 mois	2 335	Faib. cong., œd. lég. des extrém.	7 Juin	3 550	1			En excellent état.
81	C···........	8 »	7 m. 1/2	1 980	Hern.omb.ne p. plcs.T.R.34°3/10.	3 Juillet	3 210	1			Santé parfaite.
82	R···........	15 »	7 m. 1/2	2 080	Œdème aux extrémites.	20 Juin	3 415	1			»
83	A···........	1er Juin	8 mois	1 925	T.R. 34° 4/10.	27 Juillet	2 525			1	Décédé (Convulsions).
84	B···........	10 »	8 mois	2 700	Ictère léger, T.R. 35° 3/10.	24 Juin	2 980	1			Santé parfaite.
85	G···........	19 »	8 mois	1 800	Œd. congén. génér., T.R. 33 2/10.	27 Juillet	2 380	1			»
86	G···........	19 »	8 mois	2 380	« T.R. 34 3/10.	16 »	2 880	1			»
87	P···........	21 Juillet	7 m. 1/2	1 505	Faiblesse extrême, T.R.34 3/10.	25 Septembre	2 910	1			Santé parfaite.
88	P···........	24 »	7 mois	1 440	Cyanose, T.R. 34° 3/10.	10 Octobre	2 230	1			»
89	D···........	24 »	6 mois	1 220	Grande faiblesse, T.R. 35° 1/10.	24 Septembre	1 940	1			Très bon état.
90	S···........	26 »	7 m. 1/2	1 750	Cyanose, T.R. 35° 7/10.	3 »	2 545	1			»
91	L···........	26 »	8 mois	2 000	Grande faiblesse, T.R. 35° 2/10.	3 »	2 325	1			Santé parfaite.
92	L···........	1er Août	8 mois	2 250	« T.R. 35° 4/10.	27 Août	3 025	1			»
93	E···........	9 »	7 mois	1 210	Mort apparente, T.R. 33° 3/10.	15 »	1 105		1		Décédé (extr. faibl. congén.)
94	B···........	9 »	7 mois	1 605	Grande faiblesse, T.R. 34° 7/10.	29 »	1 515		1		« »
95	A···........	14 »	7 mois	1 580	Pemphigus, T.R. 34° 4/10.	7 Octobre	2 850	1			Santé parfaite.

Numéros d'Ordre	NOMS	ENTRÉE				SORTIE					
		DATE	GESTATION	POIDS	ÉTAT A L'ENTRÉE	DATE	POIDS	VIVANTS	DÉCÉDÉS	PRÉSENTS	ÉTAT A LA SORTIE
96	F···	20 Août	7 m. 1/2	1 430	T. R. 33° 8/10.	3 Novembre	2 800	1			Santé parfaite.
97	F···	20 »	7 m. 1/2	1 800	T. R. 34° 6/10.	3 »	2 750	1			»
98	C···	31 »	6 mois	1 100	T. R. 36°.	16 »	1 865	1			»
99	D···	21 Septembre	7 mois	1 810	Cyanose, T. R. 35°.	26 Septembre	1 955		1		Décédé (Cyanose).
100	T···	21 »	7 mois	1 650	T. 36°.	29 Novembre	2 790	1			Santé parfaite.
101	V···	7 Octobre	6 mois	1 150	T. R. 34° 1/10. extrême faiblesse.	11 Décembre	2 070	1			»
102	G···	13 »	6 m. 1/2	1 100	T. R. 35°.	4 »	2 575	1			»
103	O···	14 »	7 mois	1 500	T. R. 34° 7/10.	14 Janvier	2 510	1			»
104	F···	18 »	6 mois	1 200	T.R.34° Cyan, Œd. des malléol.	23 Octobre	1 200			1	Déc. (Œd. des nouv. nés).
105	B···	22 »	6 mois	1 100	T. R. 34° Œdème, Cyanose.	8 Février	2 219	1			Santé Parfaite
106	De F···	26 »	7 m. 1/2	1 505	T. R. 36°.	25 Décembre	2 750	1			»
107	C··· M···	4 Novembre	6 mois	0 920	T. R. 31°, Mort apparente.	4 Novembre	0 920		1		Décédé (extr. faibl. congén.)
108	M··· C···	4 »	7 mois	1 300	T. R. 35°, Athrepsie.	17 »	1 475		1		Décédé (Athrepsie).
109	M··· E···	4 »	7 mois	1 595	T. R. 34° 5, Hypothermie, œdème.	11 »	1 650		1		Décédé (Eclampsie).
110	M··· A···	5 »	7 m. 1/2	1 940	T. R. 35° Cyanose.	20 »	2 290	1			Bonne santé.
111	M··· D···	5 »	7 m. 1/2	2 000	T. R. 35° 4, Bon état.	20 »	2 340	1			»
112	D···	16 »	7 m. 1/2	2 340	T. R. 35° 1/10.	20 Janvier	3 475	1			Santé parfaite.
113	A··· C···	20 »	7 mois	2 400	T. R. 35° 2/10.	17 Décembre	3 080	1			»
114	L···	25 »	8 mois	2 055	T. R. 34° 4/10 Œdème.	31 »	2 380	1			»
115	G···	27 »	8 m. 1/2	2 120	T. R. 34° 3/10, Œdème généralisé.	18 »	3 285	1			»
116	A···	26 »	8 mois	2 220	T. R. 35° 1/10 »	19 »	2 570	1			»
117	E···	2 Décembre	7 m. 1/2	2 125	T. R. 34° 8/10 »	19 Janvier	3 040	1			»
118	B···	9 »	7 mois	1 635	T. R. 34° 2/10, Cyanose.	7 Février	2 095	1			»
119	D···	11 »	8 mois	1 980	T. R. 34° 4/10, Œdème général.	11 Janvier	2 450	1			»
120	M···	11 »	7 mois	2 180	T. R. 33° 3/10, Scléréme.	27 Décembre	2 195		1		Décédé (Convulsions).
121	C···	12 »	8 mois	2 350	T. R. 36° 1/10, Œdème.	13 Janvier	2 880	1			Santé parfaite.
122	A···	19 »	7 mois	1 670	T. R. 34° 2/10, Cyanose Intertrigo.	28 »	2 410	1			»
123	G···	21 »	7 mois	1 790	T. R. 36° 2/10, Œdème général.	27 »	2 410	1			»
		1894									
124	B···	8 Janvier	7 m. 1/2	1 725	T. R. 39°, Cyanose, Œdème gén.	23 Janvier	1 015		1		Décédé (Cyanose cardiaque).
125	M···	9 »	7 mois	1 540	T. R. 35° 3/10, Œdème.	22 Février	2 810	1			Santé parfaite.
126	A···	10 »	terme	1 840	T. R. 34° 2/10, Athrepsie.	10 »	2 740	1			»
127	R···	14 »	7 m. 1/2	1 680	T. R. 35° 2/10, Ictère.	25 Janvier	1 800		1		Décédé (Ictère).
128	C···	20 »	8 mois	2 480	T. n. 38° 3/10, Cyanose pulmon.	28 »	2 590	1			Santé parfaite.

Numéros d'Ordre	NOMS	ENTRÉE				SORTIE					ÉTAT A LA SORTIE
		DATE	GESTATION	POIDS	ÉTAT A L'ENTRÉE	DATE	POIDS	vivants	décédés	passants	
129	F···········	22 Janvier	8 mois	2 098	T. R. 82° 1/10, Œdème général.	10 Février	2 535	1			Santé parfaite.
130	R···········	27 »	7 m. 1/2	1 790	T. R. 36° 2/10, Extrême faiblesse.	7 Mars	2 210	1			» »
131	P···········	30 »	7 m. 8/2	2 094	T. R. 36° 4/10, Œdème.	8 »	3 080	1			» »
132	M···········	5 Février	7 mois	1 600	T. R. 28° 6/10, Cyanose. Scléréme.	2 Avril	2 210	1			» »
133	R···········	8 »	terme	2 562	T. R. 35° 6/10.	13 Février	2 685	1			» »
134	L···········	10 »	6 mois	1 560	T. R. 29°, Extrême faiblesse.	4 Mai	2 890		1		Décédé.
135	S···········	18 »	8 mois	2 009	T. R. 34° 7/10.	14 Mars	2 660	1			Santé parfaite.
136	D···········	14 »	7 mois	1 892	T. R. 32° 1/10, Scléréme.	5 »	1 920	1			» »
137	B···········	14 »	8 mois	1 453	T. R. 29°, Mort appar. (Cyanose).	16 Février	2 660		1		Décédé.
138	P···········	14 »	8 mois	2 578	T. R. 33° 3/10.	14 Mars	3 005	1			Santé parfaite.
139	B···········	20 »	7 mois	1 620	T. R. 33° 6/ 0, Cyanose.	6 »	1 770	1			» »
140	D···········	28 »	7 m. 1/2	1 820	T. R. 35° 2/10, Œdème.	28 Avril	3 030	1			» »
141	A···········	2 Mars	6 mois	1 260	T. R. 30°, Cyanose.	14 Mars	1 280		1		Décédé (Cyanose).
142	W···········	8 »	6 mois	1 260	T. R. 33° 2/10, Cyanose.	31 Mai	2 945	1			Santé parfaite.
143	B···········	10 »	8 mois	2 205	T. R. 32°, Cyanose.	7 Avril	2 370	1			Santé parfaite.
144	G···········	19 »	8 mois	2 485	T. R. 34° 2/10, Cyanose œdème.	31 Mars	2 680	1			» »
145	C···········	21 »	8 mois	2 000	T. R. 34° 3/10, Cyanose.	17 Avril	2 755	1			» »
146	C···········	24 »	7 m. 1/2	2 585	T. R. 34° 4/10.	6 Mai	3 535	1			» »
147	C···········	25 »	7 mois	1 670	T. R. 29°, Faiblesse extrême.	25 Mai	2 800	1			» »
148	C···········	28 »	6 m. 1/2	1 110	T. R. 26° 8/10, Mort apparente.	28 Mars	1 100		1		Décédé.
149	C···········	30 »	7 m. 1/2	2 370	T. R. 29°, Ictère.	21 Mai	3 030	1			Santé parfaite.
150	A···········	4 Avril	7 m. 1/2	1 740	T. R. 34° 8/10, Assez bon état.	22 »	2 200		1		Décédé (Entérite aiguë).
151	V···········	11 »	6 m. 1/2	1 170	T. R. 26° 6/10, Mort apparente.	18 Avril	1 100		1		Décédé (faiblesse extrême).
152	G···········	20 »	7 m. 1/2	1 425	T. R. 28° 7/10, Œdème.	5 Mai	1 525		1		Décédé (extr. faibl. congén.)
153	B···········	1er Mai	7 mois	2 050	T. R. 34° 2/10, Grande faiblesse.	2 Juillet	2 640	1			Santé parfaite.
154	P···········	9 »	8 mois	1 760	T. R. 31° 8/10, Cyanose.	10 Mai				1	Extrême faiblesse.
155	S···········	27 »	9 mois	2 115	T. R. 34° 2/ 0, Athrepsie 1er degré.	27 »	2 210	1			Santé bonne.
156	C···········	27 »	8 mois	2 500	T. R. 35° 1/10.	6 Août	3 040	1			» parfaite.
157	M···········	5 Juin	7 mois	1 670	T. R. 34°.	28 Juillet	2 345	1			» »
158	J···········	24 »	8 mois	1 980	T. R. 34° 5/10.		2 520	1			» »
159	C···········	1er Juillet	6 m. 1/2	1 400	T. R. 34°, Cyanose.	1 »				1	Décédé, faiblesse congénit.
160	Z···········	1er »	8 mois	2 800	T. R. 35° 1/10, Ictère.	6 »				1	Décédé, Ictère.
161	R···········	14 »	8 mois	2 587	T. R. 35° 9/10	30 »	2 853	1			Santé parfaite.
162	B···········	8 »	7 mois	1 780	T. R. 33° 6/10, Œdème.	23 »	1 562			1	Extrême faiblesse congénit.

Numéros d'Ordre	NOMS	ENTRÉE				SORTIE		VIVANTS	DÉCÉDÉS	PRÉSENTS	
		DATE	GESTATION	POIDS	ÉTAT A L'ENTRÉE	DATE	POIDS				ÉTAT A LA SORTIE
163	B···......	17 Juillet	7 mois	1 680	T. R. 34° 6/10.	16 Septembre	2 589	1			Santé parfaite.
164	B···......	20 »	7 mois	2 565	T. R. 35° 5/10.	5 »	3 475	1			»
165	R···......	20 »	7 mois	1 590	T. R. 34° 3/10.	24 »	2 730	1			»
166	G···......	6 Août	8 mois	1 645	T. R. 34° 3/10.	6 Octobre	3 070	1			»
167	B···......	26 »	7 mois	2 160	T. R. 35°.	23 »	2 755	1			»
168	B···......	26 »	7 mois	2 020	T. R. 34° 3/10.	23 »	3 410	1			»
169	E···......	28 »	7 mois	2 100	T. R. 35°, Œdème.	10 Novembre	4 100	1			»
170	M···......	5 Septembre	7 mois	2 020	T. R. 34° 3/10.	6 Octobre	2 515	1			»
171	B···......	9 »	7 mois	2 135	T. R. 35°.	1 Novembre	2 920	1			»
172	B···......	9 »	7 mois	2 220	T. R. 33° 3/10.	1 »	3 255	1			»
173	M···......	15 »	7 mois	3 810	T. R. 35°, Bon état.	30 Septembre	4 065	1			»
174	C···......	27 »	7 m. 1/2	1 628	T. R. 33°, Faiblesse extrême.			1		1	»
175	C···......	27 »	7 m. 1/2	1 243	T. R. 33° 1/10, Œdème.	2 Décembre	2 690	1			»
176	P···......	6 »	7 mois	3 750	T. R. 35°, Bon état.	7 Octobre	4 315	1			»
177	S···......	16 »	7 mois	1 677	T. R. 33°, Cyanose.			1		1	»
178	B···......	10 Octobre	8 m. 1 2	2 350	T. R. 34°, Léger œdème.	30 Octobre	2 475	1			»
179	B···......	10 »	8 m. 1/2	2 355	T. R. 35°, Œdème généralisé.	25 »	2 400		1		décédé faiblesse extrême.
180	B···......	11 »	7 mois	1 460	T. R. 33° 2/10.	2 Novembre			1		décédé faiblesse congénitale.
181	P···......	21 »	7 m. 1/2	1 810	T. R. 29°, Extrême faiblesse.	30 Octobre			1		décédé (non viabilité).
182	P···......	23 »	7 mois	1 453	T. R. 30°, Cyanose.	27 »			1		décédé(faib.de constitution).
183	M···......	24 »	8 mois	1 560	T. R. 32°, Extrême faiblesse.	10 Novembre			1		décédé »
184	R···......	17 Novembre	8 mois	2 365	T. R. 34°, Œdème.				1		»
185	S···......	6 Décembre	8 mois	1 870	T. R. 34°, Athrepsie 1er degré.				1		»

CHAPITRE IV

TABLEAU ANALYTIQUE

des prématurés élevés à la Maternité Lion de Nice
du 29 octobre 1891 au 6 décembre 1894

POIDS A L'ENTRÉE	Nombre	SORTIS		En traitement à ce jour	OBSERVATIONS
		Vivants	Décédés		
0 k 800 à 0 k 900	3	»	3	»	
0 k 901 à 1 k 000	5	»	5	»	Dont 2 décédés le même jour
1 k 001 à 1 k 100	4	3	1	»	Décédé le même jour
1 k 101 à 1 k 200	7	2	4	1	Dont 2 décédés le même jour
1 k 201 à 1 k 300	9	4	5	»	Dont 4 » » »
1 k 301 à 1 k 400	5	3	2	»	Dont 1 » » »
1 k 401 à 1 k 500	11	6	5	»	Dont 2 » » »
1 k 501 à 1 k 600	10	6	4	»	
1 k 601 à 1 k 700	22	16	4	2	Dont 1 décédé le même jour
1 k 701 à 1 k 800	14	8	6	»	
1 k 801 à 1 k 900	15	11	4	»	
1 k 901 à 2 k 000	12	11	1	»	
2 k 001 à 2 k 100	13	13	»	»	
2 k 101 à 2 k 200	12	11	1	»	
2 k 201 à 2 k 300	12	12	»	»	
2 k 301 à 2 k 400	13	9	3	1	
2 k 401 à 2 k 500	4	4	»	»	
2 k 501 à 2 k 600	7	7	»	»	
2 k 601 à 2 k 700	3	3	»	»	
2 k 701 à 2 k 800	2	2	»	»	
2 k 801 à 2 k 900	2	2	»	»	
TOTAUX......	185	133	48	4	
		185			

CHAPITRE V

Analyse. – Considérations générales

Les données fournies par ce tableau sont des plus instructives au point de vue des résultats que peut donner la couveuse.

Il nous permet d'établir à la fois les limites au delà desquelles un enfant ne peut être sauvé et de déterminer quelques principes qui serviront de base pour l'entrée des enfants à la Maternité.

Deux notions dominent toute la physiologie du prématuré : son poids, sa température.

Les chances de vie pour un prématuré sain, exempt de toute tare congénitale, sont en raison directe de son poids et du degré de sa température à son entrée en couveuse.

En se reportant au tableau, on voit qu'à partir du poids de 1.000 grammes on sauve la plupart des enfants. C'est ainsi que sur les quatre enfants pesant 1.000 à 1.100 grammes à leur entrée à la Maternité, trois ont été rendus à leurs parents en excellente santé.

Au contraire, les enfants pesant moins de 1000 grammes ont peu de chances de vivre. Sur huit qui ont été placés en couveuse, nous comptons huit décès. Il est vrai que ces enfants avaient à leur entrée une température rectale inférieure à 33°, circonstance capitale dans l'espèce. Nous admettons, en effet, que certains auraient pu vivre s'ils avaient été placés en couveuse aussitôt après l'accouchement, avant qu'un refroidissement trop considérable ne se fût produit.

Les enfants d'un poids variant de 1.100 grammes à 2.500

grammes, ont presque tous présenté une force de résistance très grande. Très peu ont succombé. Là encore, en analysant les causes des décès, on voit que c'est le retard apporté à la mise en couveuse et l'hypothermie consécutive qui ont amené presque toujours la mort.

Sur les quarante autres décédés, vingt-huit sont morts soit d'hypothermie, soit d'une des affections causées par le refroidissement (Œdème des nouveau-nés, Sclérème) et les douze derniers décès se décomposent de la manière suivante :

Hydrocéphalie...................... 2
Ictère............................. 5
Diarrhée infantile................. 2
Eclampsie.......................... 3

Ces affections toujours graves n'ont été influencées par le couvage ni en bien ni en mal, et n'ont aucune relation de cause à effet avec le séjour de l'enfant dans la couveuse.

En tenant compte de l'ensemble des résultats et si nous laissons de côté les *huit* enfants pesant moins de 1000 gr. entrés en hypothermie et qui, de ce fait, n'étaient pas viables, de même que les *onze* décédés quelques heures seulement après leur arrivée à l'établissement, on a obtenu **82 0/0 de succès. Succès durables, car presque tous les enfants sortis des couveuses qu'il nous a été donné de revoir à une date ultérieure, n'offraient aucune différence avec les enfants venus à terme.**

Nous avons établi que les trois quarts des décès (36 sur 48) étaient dûs à l'hypothermie ou aux affections qui s'y rattachent. Il en découle la conclusion que ces enfants auraient pu vivre s'ils avaient été apportés plus tôt. D'où cette règle sur laquelle on ne saurait trop insister :

Il faut placer les prématurés en couveuse aussitôt après leur naissance : tout retard diminue leurs chances de vie.

Nous ajoutons que ce fait nous permet d'espérer pour plus tard, des résultats encore plus beaux que ceux qu'on a obtenus jusqu'ici. Quand **l'Œuvre maternelle des couveuses d'enfants,** sera plus connue, que les moyens de transport appropriés permettront de réduire au minimum

le temps écoulé entre la naissance des prématurés et leur
mise en couveuse, alors on pourra dire « **Grâce à la
couveuse, il est rare de voir mourir un prématuré,
même né à 6 mois de gestation, pourvu qu'exempt
de tare héréditaire, il ait un poids qui ne soit pas
inférieur à 1.000 gr. et qu'il soit mis en couveuse
assez tôt après sa naissance pour échapper au
refroidissement.**

Jusqu'à ce jour, les moyens mis en œuvre pour conserver la vie aux prématurés, avaient donné des résultats
déplorables. C'est en vain qu'on tentait, en les enveloppant de corps isolants et en particulier de ouate, de pré-
venir le refroidissement. La boîte à coton, passée en
proverbe, retardait à peine de quelques heures le dénoue-
ment fatal. Le froid prenait le petit et le tuait !

Que de mères désolées ont assisté à cette lente agonie,
et senti se refroidir sous leurs baisers impuissants, le cher
petit trop tôt venu, qui s'en allait, emportant avec lui
dans la tombe les douces joies de la maternité, les espé-
rances et les projets d'avenir !

Que n'auraient-elles pas fait pour conserver leur enfant,
si faible, si mal venu qu'il pût être; et combien elles auraient béni celui qui serait venu leur dire dans leur
détresse: «Votre enfant va périr, je vous apporte le moyen
de le sauver. » Ce moyen qui semblait une chimère irréa-
lisable il y a quelques années à peine, qui n'était encore
qu'une vue de l'esprit sans consécration expérimentale,
ce moyen est trouvé; il a fait ses preuves. Aujourd'hui le
problème est résolu: la vie des prématurés est assurée,
ainsi que le démontrent d'une façon irréfutable les statistiques qu'on vient de lire.

CHAPITRE VI

Observations

I

Nʳᵒ Mˡᵉ 43. G..... née le 25 Novembre 1892				
DATES	POIDS	TEMPÉRATURE		OBSERVATIONS
		COUVEUSE	CORPS	
1892 25 novembre	1ᵏ 547	32°	35° $^7/_{10}$	Gestation : 6 mois 1/2
26 »	1 506	»	36° $^8/_{10}$	Température rectale :
30 »	1 512	»	37°	32° 3/10.
6 décembre	1 520	»	»	Cyanose généralisée.
10 »	1 548	»	»	
15 »	1 603	»	»	
20 »	1 658	31°	»	
25 »	1 743	»	»	
31 »	1 869	»	»	
1893 5 janvier	1 980	30°	»	
10 »	2 105	»	»	
15 »	2 240	»	»	
20 »	2 395	29°	»	
16 février	3 090	27°	»	Sortie le 16 février 1893
				Santé parfaite.

II

Nᵣₒ Mˡᵉ 49. M..... né le 16 Janvier 1893				
DATES	POIDS	TEMPÉRATURE		OBSERVATIONS
		COUVEUSE	CORPS	
1893 17 janvier	2ᵏ 580	31°	35° ⁴/₁₀	Gestation : 8 mois.
21 id.	2 360	»	37°	Température rectale :
27 id.	2 450	30°	»	35° 1/10.
1ᵉʳ février	2 570	»	»	Ne prend pas le sein.
7 id.	2 730	29°	»	Grande faiblesse.
14 id.	2 955	28°	»	
18 id.	3 200	27°	»	
				Sorti le 18 février 1893
				Santé excellence.

III

Nᵣₒ Mˡᵉ 60. I..... née le 8 Mars 1893				
DATES	POIDS	TEMPÉRATURE		OBSERVATIONS
		COUVEUSE	CORPS	
1893 11 mars	2ᵏ 060	31°	35° ⁹/₁₀	Gestation : 8 mois 1/2
17 »	2 180	29°	37°	Température rectale :
22 »	2 283	»	»	35° 3/10.
25 »	2 352	28°	»	Grande faiblesse con-
30 »	2 512	»	»	génitale.
5 avril	2 820	26°	»	
				Sortie le 5 avril 1893.
				Santé parfaite.

IV

	DATES	FOIDS	TEMPÉRATURE		OBSERVATIONS
			COUVEUSE	CORPS	
1893	11 avril	1ᵏ160	34°	33° 3/10	Gestation: 6 mois 1/2.
	15 id.	1 153	33°	36° 6/10	Température rectale:
	21 id.	1 195	»	37°	33° 1/10.
	26 id.	1 235	32°	»	Faiblesse extrême.
	1ᵉʳ mai	1 295	»	»	
	10 id.	1 450	30°	»	
	15 id.	1 540	»	»	
	20 id.	1 640	»	»	
	25 id.	1 750	»	»	
	31 id.	1 920	»	»	
	5 juin	2 070	29°	»	
	10 id.	2 220	»	»	
	15 id.	2 375	28°	»	
	20 id.	2 425	»	»	
	25 id.	2 580	27°	»	Sortie le 29 juin 1893.
	29 id.	2 705	»	»	Santé excellente.

Table title: Nᵒ Mˡᵉ 73. B..... née le 11 Avril 1893.

V

	DATES	POIDS	TEMPÉRATURE		OBSERVATIONS
			COUVEUSE	CORPS	
1893	19 avril	1ᵏ330	32°	34° 5/10	Gestation: 6 mois 1/2
	21 id.	1 320	31°	37°	Température rectale:
	26 id.	1 335	»	»	34 5/10.
	1ᵉʳ mai	1 390	30°	»	Commencement
	5 id.	1 430	»	»	d'ophtalmie.
	10 id.	1 515	29°	»	Grande faiblesse.
	15 id.	1 610	»	»	
	20 id.	1 720	»	»	
	25 id.	1 830	»	»	
	31 id.	1 975	28°	»	
	5 juin	2 100	»	»	
	10 id.	2 240	»	»	
	15 id.	2 390	»	»	
	20 id.	2 440	27°	»	
	25 id.	2 575	»	»	
	30 id.	2 750	26°	»	Sorti le 9 juillet 1893.
	9 juillet	3 065	»	»	Santé parfaite,

Table title: Nᵒ Mˡᵉ 75. P..... né le 14 Avril 1893.

VI

N^{ro} M^{le} 87. P..... née le 21 Juillet 1893					
DATES		**POIDS**	**TEMPÉRATURE**		**OBSERVATIONS**
			COUVEUSE	CORPS	
1893	21 juillet	1^k555	32°	35° 2/10	Gestation : 7 mois 1/2
	23 »	1 505	»	37°	Température rectale :
	27 »	1 500	31°	»	35° 2/30.
	31 »	1 530	»	»	Faiblesse extrême.
	3 août	1 570	»	»	
	18 »	1 710	»	»	
	22 »	1 820	30°	»	
	28 »	2 000	»	»	
	5 septembre	2 250	29°	»	
	11 »	2 415	»	»	
	17 »	2 615	28°	»	
	25 »	2 910	»	»	
	30 »	3 085	27°	»	
	5 octobre	3 260	26°	»	Sortie le 14 octobre
	10 »	3 450	25°	»	1893.
	14 »	3 630	»	»	Santé excellente.

VII

N° M^{le} 96. F..... née le 17 Août 1893					
DATES		**POIDS**	**TEMPÉRATURE**		**OBSERVATIONS**
			COUVEUSE	CORPS	
1893	20 août		32°	33° 8/10	Gestation : 7 mois 1/2
	21 »	1^k430	»	37°	Température rectale :
	31 »	1 400	31°	»	33° 8/10.
	5 septembre	1 480	»	»	Œdème léger.
	11 »	1 555	»	»	Sœur jumelle du n°
	21 »	1 770	»	»	m^{le} 97.
	26 »	1 930	»	»	
	6 octobre	2 190	30°	»	Sortie le 6 novembre
	3 novembre	2 800	27°	»	1893.
					Santé bonne.

VIII

Nᵒ Mˡᵉ 97. F:.... née le 17 Août 1893					
	DATES	POIDS	TEMPÉRATURE		OBSERVATIONS
			COUVEUSE	CORPS	
1893	20 août		31°	34° $^{6}/_{10}$	Gestation : 7 mois 1/2
	21 »	1ᵏ890	»	37°	Température rectale : 34° 6/10
	31 »	1 675	»	»	Sœur jumelle du nᵒ mˡᵉ 96.
	5 septembre	1 800	30°	»	
	11 »	1 960	»	»	
	21 »	2 205	»	»	
	26 »	2 470	29°	»	
	5 octobre	2 655	28°	»	Sortie le 6 novembre 1893.
	3 novembre	2 750	25°	»	Santé parfaite.

IX

Nᵒ Mˡᵉ 102. O..... née le 13 Octobre 1893					
	DATES	POIDS	TEMPÉRATURE		OBSERVATIONS
			COUVEUSE	CORPS	
1893	14 octobre	1ᵏ300	31°	35°	Gestation : 6 mois 1/2
	20 »	1 320	30°	37°	Température rectale : 35°.
	25 »	1 375	29°	»	Grande faiblesse.
	30 »	1 395	»	»	
	3 novembre	1 395	28°	»	
	7 »	1 730	28°	»	
	20 »	2 170	27°	»	
	26 »	2 280	»	»	
	2 décembre	2 503	26°	»	Sortie le 4 décembre 1893.
	4 »	2 575	25°	»	Santé excellente.

X

Nᵣₒ Mˡᵉ 105. B..... né le 22 Octobre 1893				
DATES	POIDS	TEMPÉRATURE		OCSERVATIONS
		COUVEUSE	CORPS	
1893 22 octobre	1ᵏ100	32º	34º ⁶/₁₀	Gestation : 6 mois.
29 »	1 050	31º	37º	Température rectale : 34· 4/10.
7 novembre	1 015	»	»	Œdème généralisé.
17 »	1 123	30º	»	
20 »	1 140	29º	»	
26 »	1 300	»	»	
9 décembre	1 310	»	»	
17 »	1 390	»	»	
20 »	1 425	28º	»	
24 »	1 505	»	»	
31 »	1 590	27º	»	
1894 7 janvier	1 720	»	»	
28 »	1 980	»	»	
6 février	2 165	25º	»	Sórti le 8 février 1894.
8 »	2 219	»	»	Santé parfaite.

XI

Nᵣₒ Mˡᵉ 106. F..... né le 26 Octobre 1893				
DATES	POIDS	TEMPÉRATURE		OBSERVATIONS
		COUVEUSE	CORPS	
1893 24 octobre	1ᵏ505	31º	36º	Gestation : 7 mois 1/2
4 novembre	1 580	»	37º	Température rectale : 36º.
7 »	1 600	»	»	
15 »	1 650	»	»	
20 »	1 805	»	»	
26 »	1 915	»	»	
3 décembre	2 138	»	»	
7 »	2 330	»	»	
13 »	2 420	29º	»	
19 »	2 510	28º	»	Sortie le 25 décembre 1893.
25 »	2 650	25º	»	Santé parfaite.

XII

Nᵗᵒ Mˡᶜ 123. G..... née le 21 décembre 1893				
DATES	POIDS	TEMFÉRATURE		OBSERVATIONS
		COUVEUSE	CORPS	
1893 26 décem.	1ᵏ790	32º	36º $2/10$	Gestation: 7 mois.
1894 7 janvier	1 840	»	37º	Température rectale: 36º 2/10.
17 »	2 090	30º	»	Œdème généralisé.
27 »	2 410	28º	»	Asphyxie. Arrêt du cœur et de la respiratton. Respiration artificielle. Traction de la langue pendant 15 minutes.
				Sortie le 27 janvier 1894 Santé parfaite.

XIII

Nᵗᵒ Mˡᵒ 131. P..... née le 30 janvier 1894				
DATES	POIDS	TEMPÉPATURE		OBSERVATIONS
		COUVEUSE	CORPS	
1894 30 janvier	2ᵏ094	30º	36º $4/10$	Gestation: 7 mois et 3 semaines.
6 février	2 130	»	37º	Température rectale: 36º 3/10.
11 »	2 245	»	»	Œdème.
22 »	2 610	29º	»	
25 »	2 740	»	»	
4 mars	2 920	27º	»	
8 »	3 080	»	»	Sortie le 8 mars 1894. Santé parfaite.

XIV

Nᵒ Mˡᵉ 140. D..... née le 28 Février 1894				
DATES	POIDS	TEMPÉRATURE		OBSERVATIONS
		COUVEUSE	CORPS	
1894 28 février	1ᵏ820	32°	35° 2/10	Gestation : 7 mois 1/2
4 mars	1 850	31°	37°	Température rectale :
11 »	1 850	»	»	35 1/10.
18 »	1 935	»	»	Œdème.
24 »	2 005	30°	»	
1ᵉʳ avril	2 290	29°	»	
7 »	2 470	»	»	
14 »	2 840	»	»	Sortie le 23 avril 1894.
23 »	3 030	26°	»	Santé excellente.

XV

Nᵒ Mˡᵉ 142. W..... née le 8 Mars 1894				
DATES	POIDS	TEMPÉRATURE		OBSERVATIONS
		COUVEUSE	CORPS	
1894 8 mars	1ᵏ260	34°	33° 2/10	Gestation : 6 mois 1/2.
11 »	1 290	»	37°	Température rectale :
18 »	1 340	32°	»	33° 2/10.
24 »	1 350	»	»	Extrême faiblesse.
1ᵉʳ avril	1 565	»	»	Cyanose.
7 »	1 720	»	»	
14 »	1 785	31°	»	
21 »	1 905	30°	»	
30 »	2 180	29°	»	
5 mai	2 205	»	»	
10 »	2 325	»	»	
15 »	2 450	28°	»	
20 »	2 600	27°	»	
25 »	2 765	26°	»	Sortie le 31 mai 1894.
31 »	2 945	25°	»	Santé parfaite.

XVI

Nro Mle 163. B..... née le 15 Juillet 1894

	DATES	POIDS	TEMPÉRATURE		OBSERVATIONS
			COUVEUSE	CORPS	
1894	17 Juillet	1k680	33°	34° 6/10	Gestation : 7 mois.
	26 »	1 665	32°	37°	Température rectale 34° 6/10.
	6 Août	1 615	»	»	Œdème.
	12 »	1 775	31°	»	1er Enfant jumeau.
	18 »	1 980	30°	»	Le 2e est mort-né.
	26 »	1 995	29°	»	
	2 Septembre	2 335	28°	»	
	9 »	2 515	27°	»	Sortie le 16 septembre 1894.
	15 »	2 589	25°	»	Santé parfaite.

XVII

Nro Mle 166. G..... né le 6 Août 1894

	DATES	POIDS	TEMPÉRATURE		OBSERVATIONS
			COUVEUSE	CORPS	
1894	6 août	1k645	31°	34° 3/10	Gestation : 7 mois.
	12 »	1 765	»	37°	Température rectale : 34° 3/10.
	18 »	1 870	30°	»	Œdème.
	26 »	1 910	»	»	
	2 septembre	2 175	»	»	
	9 »	2 355	»	»	
	15 »	2 510	29°	»	
	22 »	2 695	»	»	
	29 »	2 872	27°	»	Sorti le 6 octobre 1894.
	6 octobre	3 070	26°	»	Excellente santé.

XVIII

Nᵒ Mˡᵉ 168. B..... né le 25 Août 1894				
DATES	POIDS	TEMPÉRATURE		TEMPÉRATURE
		COUVEUSE	CORPS	
1894 26 août	2ᵏ020	32º	34º $^3/_{10}$	Gestation : 7 mois.
2 sept.	2 100	»	35º	Température rectale : 34º 3/10.
9 »	2 245	»	37º	Œdème.
15 »	2 375	30º	»	Deuxième jumeau.
22 »	2 575	»	»	
29 »	2 780	»	»	
6 octobre	2 960	»	»	
13 »	3 220	29º	»	
20 »	3 410	27º	»	
23 »	3 510	25º	»	

XIX

Nᵒ Mˡᵉ 169. E.... né le 25 Août 1894				
DATES	POIDS	TEMPÉRATURE		OBSERVATIONS
		COUVEUSE	CORPS	
1894 28 août	2ᵏ100	32º	35º	Gestation : 7 mois.
9 septem.	2 125	31º	37º	Température rectale : 35º.
15 »	2 240	»	»	Œdème.
22 »	2 385	»	»	
29 »	2 580	»	»	
6 octobre	2 885	»	»	
13 »	3 190	»	»	
20 »	3 480	30º	»	
27 »	3 830	29º	»	Sorti le 10 novembre 1894.
3 novem.	4 180	28º	»	Santé excellente.
10 »	4 500	26º	»	

CONCLUSIONS

La couveuse est indispensable et rend les plus grands services dans les états pathologiques suivants :

La naissance avant terme et la faiblesse congénitale, la cyanose, l'œdème, la sclérose, la gêne respiratoire, l'athrepsie, lorsqu'il y a eu rappel à la vie après un état de mort apparente, après qu'il a fallu l'intervention obstétricale, alors qu'il y a des vices de conformation.

La **couveuse Lion, en métal et à régulateur automatique de la température** est incontestablement supérieure à toutes celles qui ont été employées jusqu'à ce jour. Ses avantages sont : 1° **Une aération large et toujours assurée**; 2° **Une température constante**, on ne peut plus facile à porter au degré voulu et qui se maintient d'elle-même à ce niveau ; 3° Ce résultat étant acquis et conservé **sans la moindre surveillance**, l'enfant ne donne alors pas plus de peine que s'il était élevé dans les conditions ordinaires. C'est donc bien cette couveuse qui est pour le prématuré le meilleur des berceaux.

Les résultats de la couveuse ne sont que plus satisfaisants et plus complets si on a soin de l'employer **le plus tôt possible**, immédiatement après la naissance de l'enfant.

Alimenter l'enfant soit avec l'allaitement au sein en faisant un choix spécial de nourrices, soit avec la téterelle si l'allaitement direct n'est pas possible. Le gavage, en cas d'extrême faiblesse donne aussi les meilleurs résultats. Suivre le développement de l'enfant, dans les premiers temps du moins, et constater son poids progressif au moyen de pesées quotidiennes.

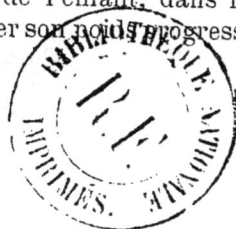

Imp. spéciale du PETIT NIÇOIS

26